CHEMIN DE FER D'ORLÉANS

COMPTE RENDU

DU

SERVICE MÉDICAL

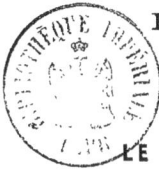

Pendant l'Exercice 1864

PAR

LE DOCTEUR T. GALLARD

PARIS

IMPRIMERIE POITEVIN

RUE DAMIETTE, 2 ET 4.

1865

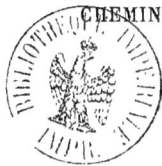

CHEMIN DE FER D'ORLÉANS

————

COMPTE RENDU DU SERVICE MÉDICAL

Pendant l'exercice 1864

CHEMIN DE FER D'ORLÉANS

COMPTE RENDU DU SERVICE MÉDICAL

Pendant l'Exercice 1864

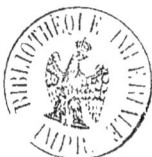

MONSIEUR LE DIRECTEUR,

Le nombre des cas de maladies de toute nature que les médecins de la Compagnie ont eu à soigner pendant l'année 1864 s'est élevé à 10,734, en comptant les récidives comme autant de maladies nouvelles. Sur ce nombre, 10,673 seulement ont affecté le personnel, les 61 autres s'étant présentés chez des individus étrangers à la Compagnie, et dont il sera parlé plus loin.

I. — Ces 10,673 cas de maladies, répartis entre la totalité des agents de la Compagnie, — dont le chiffre, calculé d'après les bases que j'ai eu l'honneur de vous exposer d'une façon très-détaillée dans mon rapport de l'année 1863, peut être évalué à 19,767 employés ou agents de tous grades (*Voir* Tableau I) — donnent une proportion de malades qui est de 53,98 pour 100 de l'effectif.

Cette proportion est, à tous les points de vue, assez exacte, car si le même individu figure plusieurs fois, dans le total des malades, pour autant de maladies di-

verses ou de récidives d'une même maladie, le chiffre de l'effectif se trouve de
même un peu augmenté par l'addition au personnel régulier des hommes morts ;
de ceux qui, par une cause ou par une autre, se sont retirés du service de la
Compagnie, et ont été remplacés pendant le cours de l'année ; enfin, des employés
ou ouvriers occupés seulement d'une façon temporaire, mais qui, ayant contribué
à augmenter la somme de nos malades, ont dû nécessairement être comptés au
nombre de ceux parmi lesquels se sont recrutés ces mêmes malades.

II. — Les 10,673 cas de maladies dont il vient d'être parlé ont entraîné
72,531 journées d'abstention de travail, soit, en moyenne, 6 j. 79 par maladie,
durée exactement égale à celle que nous constatons pour l'année 1863 (*Voir*
Tab. II et III).

III. — La mortalité a été, pour le personnel, de 79 décès (80 si nous comptons
un cas de mort violente survenue hors service — un agent de l'entretien s'étant
noyé dans le Lot, près de Capdenac). De ces 79 décès, 22 sont dus à des accidents
et il en sera parlé plus loin ; les 57 autres ont été causés par des maladies diverses,
parmi lesquelles la phthisie pulmonaire et les maladies du cœur figurent pour
une proportion importante. Viennent ensuite, comme maladies aiguës, la pneu-
monie, puis les fièvres essentielles la fièvre typhoïde nous ayant donné à elle
seule 3 décès, et les fièvres éruptives réunies 4, savoir : 1 scarlatine et 3 varioles.

IV. — Sans se répartir également entre les quatre trimestres de l'année, les
maladies se sont distribuées cependant d'une façon assez régulière, en suivant
l'influence de la saison, conformément à une loi assez générale pour notre climat,
et que je me suis efforcé de vous exposer dans mon rapport de l'année précédente.

Deux trimestres, le premier et le troisième, doivent, en effet, par suite de la
prédominance régulière de certaines maladies déterminées, être plus chargés que
les deux autres, et c'est ce qui est arrivé en 1864, où le premier trimestre pendant lequel règnent surtout les maladies des voies respiratoires (angines, bron-
chites, pneumonies, etc.), et les rhumatismes, a donné 2,947 malades, et où le
troisième, pendant lequel prédominent les maladies des voies digestives (dyspepsies,
diarrhées, embarras gastriques, dysenteries, etc.), et la fièvre intermittente, en a
donné 2,794, tandis que les deux autres trimestres nous ont donné seulement, le
second 2,465, et le quatrième 2,528 malades.

Ces prédominances, qui se conforment aux saisons, et qui sont en tout identiques à celles qui s'observent, aux époques correspondantes, dans le reste de la population, nous démontrent que l'état sanitaire de notre personnel est parfaitement régulier et aussi satisfaisant qu'il y a lieu de le désirer.

v. — Les diverses catégories d'agents dont se compose le personnel ont fourni une proportion de malades qui, sans être exactement égale à celle des années précédentes, en diffère assez peu pour qu'il n'y ait pas lieu de chercher la raison de ces oscillations, que l'on peut considérer comme insignifiantes (*Voy.* Tab. I). Ainsi, la proportion des malades, par rapport au chiffre total de l'effectif, qui était en 1863 de 53,84 pour 100, se trouve être en 1864 de 53,98 pour 100.

Pour les conducteurs et gardes-freins, la proportion qui était en 1863 de 84,86 pour 100, est descendue, en 1864, à 79,15 pour 100.

Pour les mécaniciens et chauffeurs, elle s'est élevée de 68,09 pour 100 à 70,82 pour 100.

Pour les aiguilleurs et gardes-barrières, elle s'est élevée de 55,50 pour 100 à 58,86 pour 100.

Pour les poseurs, elle est descendue de 40,94 pour 100 à 34,21 pour 100.

Pour les camionneurs et cochers, elle est restée complétement stationnaire, près de 96 pour 100.

Cette année, pas plus que les précédentes, je n'ai pu trouver de maladies spéciales affectant particulièrement un groupe quelconque des agents de la Compagnie, et il suffit de jeter un coup d'œil sur le tableau II pour se convaincre qu'il ne m'est pas possible de rien ajouter à ce que j'ai eu déjà l'honneur de vous dire sur ce sujet dans mes précédents rapports.

ACCIDENTS ET BLESSURES

I. — Voyageurs. — Les accidents tels que déraillements ou chocs, qui ont pu être, pour les voyageurs, la cause de contusions ou de blessures plus ou moins sérieuses, n'ont, pendant l'année 1864, intéressé que 14 voyageurs, dont aucun n'a été sérieusement blessé, attendu que pour un seul l'incapacité de travail a été de plus de vingt jours, et que les 13 autres ont pu, soit immédiatement, soit après quelques jours de repos, reprendre leurs occupations habituelles. .

Ces 14 voyageurs sont les seuls qui aient été blessés, par le fait de la Compagnie, sur les 8,381,748 qu'elle a transportés pendant l'année ; mais quelques autres ont, tant par leur imprudence que par leur maladresse, reçu des blessures ou des contusions dans des circonstances qui n'engagent en rien la responsabilité de la Compagnie. C'est ainsi que 7 d'entre eux ont été plus ou moins grièvement blessés en descendant de wagon avant l'arrêt complet du train, ou en essayant d'y remonter alors qu'il était déjà en marche. — L'un d'eux a été tué dans ces circonstances. — C'est, du reste, le seul dont nous ayons à déplorer la mort. 3 autres se sont blessés par suite de chute ou de faux pas à l'intérieur des gares ; enfin 8 ont été contusionnés par suite d'accidents survenus à des voitures de correspondance traînées par des chevaux (*Voy.* Tab. VI et VII).

Si à ces 32 voyageurs contusionnés ou blessés, comme il vient d'être dit, nous en ajoutons 2 qui, ayant été pris pendant le cours de leur voyage d'accès d'épilepsie, ont nécessité l'intervention d'un médecin, et qui figurent dans notre relevé général parmi les malades atteints d'affections du système nerveux, nous retrouvons les 34 voyageurs qui nous ont été signalés comme ayant réclamé et reçu des secours médicaux de la Compagnie.

II. — Agents de la Compagnie. — Les blessures plus ou moins légères reçues par les divers agents de la Compagnie sont restées proportionnelles au nombre des individus employés à des travaux qui nécessitent en même temps de l'adresse et un certain déploiement de force, et qui mettent les hommes en contact avec des machines ou des moteurs dont il n'est jamais possible d'arrêter instantanément le mouvement une fois que l'impulsion leur est donnée. — Ces conditions se retrouvent aussi bien pour les ouvriers occupés dans les ateliers que pour ceux qui, dans les gares ou sur la voie, sont employés aux travaux divers que nécessitent l'exploitation du chemin de fer aussi bien que l'entretien de la voie.

Le chiffre total de ces blessures s'est élevé à 2,085, savoir : 1828 légères, 167 graves et 90 fractures ou luxations.

Mais si, comme nombre, elles sont restées dans la même proportion qu'en 1863, comme gravité elles ont subi une amélioration moins sensible dans leur durée moyenne — laquelle, si elle a été diminuée, ne l'a pas été d'une façon assez appréciable pour que nous devions en tirer des conclusions bien positives (*Voy*. Tab. II) — que dans leur résultat final, car le chiffre des morts a considérablement diminué. La mortalité par accidents et blessures est en effet tombée de 28 à 22, malgré l'augmentation du chiffre du personnel et l'augmentation correspondante du chiffre des blessés (*Voy*. Tab. I et V).

Le nombre des hommes tués sur le coup, qui avait été de 23 en 1863, n'a été que de 15 en 1864, et on sait que la plupart de ces morts violentes sont généralement, aussi bien parmi le personnel que parmi les autres personnes dont il va être parlé plus loin, le résultat de l'imprudence des victimes, ou de leur inobservation des règlements.

Parmi les agents blessés, les hommes d'équipe occupent toujours le premier rang, 711 ; puis viennent les poseurs, 313, quoique l'effectif de ces derniers soit beaucoup plus nombreux ; en troisième ligne figurent les ouvriers des ateliers, 211 ; et on trouve, presque sur le même rang, les conducteurs et gardes-freins, 152 ; les ouvriers de l'entretien, 136 ; les mécaniciens et chauffeurs, 129.

Les camionneurs et cochers, malgré leur petit nombre de 222, ont présenté un total de 80 blessures, soit environ 36 pour 100 ; tandis que les aiguilleurs, gardes-lignes et gardes-barrières, n'en ont donné que 141 pour un effectif de 3,097 individus, soit 4.5 pour 100. Il est vrai que parmi ces derniers se trouvent un grand nombre de femmes.

III. — Autres personnes. — Les autres personnes sont généralement des individus engagés intempestivement et imprudemment sur la voie ou dans les gares, et qui se font maladroitement blesser dans des manœuvres ou par le passage des trains. — Quatre individus ont été tués ainsi, renversés par des trains en marche. De ces quatre individus, un avait l'intention de se suicider, deux étaient sourds et n'ont pas entendu le sifflet de la locomotive, le quatrième est un enfant qui s'est étourdiment jeté sous les roues des wagons en mouvement.

A ces victimes d'imprudences il convient d'ajouter les agents d'entrepreneurs travaillant pour la Compagnie, et qui ont été blessés par suite de fausses manœuvres ou d'absence d'attention de leur part. Quatre ont été ainsi tués. Plusieurs autres ont été blessés soit à terre, soit en se trouvant sur des wagons de ballast.

Dans ces autres personnes figurent également les 6 employés des postes qui ont été contusionnés par suite de l'accident de Laurières, et que, pour des raisons longuement déduites dans mes précédents rapports, il ne m'est pas possible d'assimiler aux voyageurs. Je dois du reste vous faire part d'une remarque à laquelle chaque accident donne une nouvelle confirmation, c'est qu'il ne survient pas de choc ni de déraillement sans que les agents des postes qui sont transportés dans les bureaux ambulants ne reçoivent un certain nombre de plaies ou de contusions, heureusement fort légères pour la plupart, mais qui se produisent chez eux alors même que non-seulement les voyageurs, mais les agents de la Compagnie, les gardes-freins dans leur vigie et les mécaniciens et les chauffeurs sur leur machine, sont épargnés.

Cela tient évidemment à ce que les bureaux ambulants de l'administration des postes sont garnis d'un mobilier anguleux et dont aucune pièce n'est suffisamment fixée aux parois du wagon; d'où il résulte que, non-seulement en cas de déraillement ou d'accident sérieux, mais même avec un simple arrêt brusque, tous ces corps anguleux et mobiles deviennent autant de projectiles dangereux ou de points de résistance vulnérants pour les hommes qui se trouvent jetés pêle-mêle au milieu de tous ces objets, dont le choc ne peut manquer de leur être nuisible.

IV. — **Accidents par les chevaux**. — En regard des accidents arrivés sur le chemin de fer, il convient de mettre ceux que nous avons pu, dans un champ d'observations très-limité, recueillir comme ayant été la conséquence du système de locomotion par les chevaux.

Le résultat d'un tel relevé serait bien éloquent s'il pouvait être complet, car, malgré d'immenses lacunes, absolument impossibles à combler, il nous montre comme blessés : 8 voyageurs, 15 agents de la Compagnie et 12 autres personnes.

Il me suffit d'indiquer ces chiffres sans avoir besoin d'insister plus longuement sur les conséquences qu'il est légitime d'en tirer.

HYGIÈNE

I. — Cette année encore, et alors même qu'il nous semblait n'avoir plus rien à espérer sous ce rapport, car nous pensions être arrivés aux dernières limites du possible, nous avons vu diminuer le nombre des cas de fièvre intermittente. L'année précédente nous en avions compté 661, et, malgré l'augmentation du chiffre du personnel, malgré l'accroissement incessant du réseau, nous n'en avons eu à traiter que 567 pour l'année 1864.

Cette question, de la diminution constante des fièvres intermittentes et de l'étude des causes auxquelles il est permis d'attribuer un aussi heureux résultat, est une de celles qui se représentent chaque année sous ma plume, et, comme elle s'impose en raison de son importance extrême, je n'ai pas encore cru pouvoir me dispenser de la traiter avec quelques développements, au risque de tomber dans des redites. Je vais faire en sorte de l'épuiser entièrement aujourd'hui pour n'avoir plus désormais à y revenir.

Il y a neuf ans à peine, alors que le réseau exploité par la Compagnie d'Orléans ne dépassait pas 1,200 kilomètres, alors que son personnel était de 6 à 8,000 individus au plus, on comptait, sur 5,977 malades, 1,110 cas de fièvre intermittente, soit 18 pour 100 du nombre des malades. Aujourd'hui, sur le même réseau considérablement augmenté, puisqu'il comprend 2,898 kilomètres, et avec un personnel de près de 20,000 agents, nous n'avons plus, sur un total de 10,673 malades, que 567 cas de fièvre intermittente, soit 5 pour 100 du nombre des malades.

Voilà des chiffres; ils ont, comme on dit, leur éloquence, et la Compagnie, satisfaite de l'heureux résultat qu'ils constatent, doit s'applaudir de l'immense service qu'elle a rendu à l'humanité en appliquant avec persévérance l'ensemble des mesures hygiéniques grâce auxquelles ses agents parviennent à lutter contre le redoutable fléau qui a nom le miasme paludéen.

Si nous calculions le nombre des cas de fièvre intermittente que nous aurions dû avoir en 1864 dans l'hypothèse où la proportion entre le chiffre total des malades et le chiffre des fiévreux serait restée ce qu'elle était en 1856, nous verrions que ce nombre se serait élevé à 1,930, soit 1,363 de plus que nous n'en avons en réalité. Encore ce chiffre est-il affaibli, parce que ce n'est pas seulement la proportion des fièvres intermittentes qui a diminué, mais bien la proportion même des malades qui, après avoir été de plus de 82 pour 100 de l'effectif, est maintenant de moins de 54 pour 100.

Ainsi donc, même sans tenir compte de ce dernier élément d'évaluation, en raison duquel nous serions autorisés à estimer à plus de 1,930 le nombre des fièvres intermittentes que nous devrions avoir si les choses étaient restées dans le même état qu'en 1856, on ne saurait nier qu'avoir préservé au moins 1,363 individus de cette maladie si grave par elle-même, si funeste par ses conséquences, ne soit un excellent résultat pratique. Et on comprendra qu'après avoir fait tout ce qui a été en notre pouvoir pour obtenir un tel résultat, nous nous refusions à le considérer comme un simple effet du hasard ou comme produit par des causes fortuites, qu'il n'a pas dépendu de nous de faire naître ni même de prévoir à l'avance.

Il est bien vrai que d'une année à l'autre le nombre des cas de fièvre intermittente peut varier considérablement, en raison seulement des changements climatériques, et qu'à la suite d'un été pluvieux, s'il survient des chaleurs intenses en automne, les fièvres seront beaucoup plus abondantes que dans toute autre condition. Mais ce sont là des variations qui se font sentir très-brusquement, et les oscillations, qui n'ont rien de régulier quand elles dépendent uniquement de l'influence des saisons, marquent des écarts considérables dans le nombre des cas de fièvre intermittente qui se produisent d'une année à l'autre.

Les choses se sont passées tout différemment dans le personnel de notre Compagnie. Nous n'avons pas eu d'oscillations qui nous auraient permis de voir à une année favorable en succéder une autre dans le cours de laquelle le nombre des fiévreux se serait élevé. Bien au contraire, l'amélioration que nous avons constatée a été graduelle, progressive, incessante, et voici un tableau qui montre que si elle a été remarquable pour l'ensemble du personnel de la Compagnie, elle l'a été bien plus encore pour ceux de ses agents qui, par la nature de leurs fonctions et leur séjour habituel sur la voie, au milieu des remblais et des terres fraîchement remuées, sont plus que tous les autres exposés aux atteintes de cette maladie.

ANNÉES	ENSEMBLE DU PERSONNEL DE LA COMPAGNIE			POSEURS, GARDES-LIGNES, GARDES-BARRIERES, AIGUILLEURS, ETC.		
	Nombre total de malades	Nombre de fievreux	Proportion p. 0/0	Nombre de malades	Nombre de fiev. eux	Proportion p. 0/0
1856	5907	1110	18	1758	531	30
1857	5706	»	»	»	»	»
1858	6847	984	14	2057	553	27
1859	10321	1047	10	2092	584	26
1860	7774	847	11	2080	433	21
1861	8552	824	10	2424	427	18
1862	8970	751	8	2673	446	17
1863	9670	661	7	3153	394	16
1864	10672	567	5	3441	344	10

Ce tableau, établissant que l'amélioration a été progressive et régulière parmi tout le personnel, et particulièrement parmi la fraction de ce personnel qui est plus spécialement affectée à l'entretien et à la surveillance de la voie, nous donne la preuve que la diminution du nombre des cas de fièvre intermittente constatée par nous dépend de causes permanentes, dont l'action régulière et continue n'a rien de fortuit comme celles qui tiendraient à de simples influences saisonnières.

Quelles sont donc ces causes?

Ne pourrait-on pas faire figurer au premier rang le tassement des remblais, leur assainissement par la végétation qui les a recouverts, etc.? Certes il y a là une influence favorable que je suis loin de vouloir contester, et que j'ai eu soin de faire valoir moi-même tout le premier dans mon rapport de 1863; mais de reconnaître la réalité de son action à lui attribuer, comme cause unique, tout ce que nous avons obtenu, il y a un abîme; — et cet abîme, la malveillance ou la mauvaise foi, si elles pouvaient s'attaquer à nos actes, songeraient seules à le franchir.

En effet, il n'est pas possible d'ignorer que chaque année des centaines de kilomètres nouvellement construits ont été mis en exploitation par notre Compagnie.

Ces lignes nouvelles sont ouvertes à la circulation alors que les terres fraîchement remuées ne sont encore ni tassées ni couvertes de gazon; elles peuvent donc laisser dégager, et en réalité elles dégagent des quantités de miasmes paludéens.

Donc, si la fièvre intermittente diminue naturellement sur les lignes anciennes, elle doit sévir sur les lignes nouvelles et y faire d'autant plus de ravages que toutes ces lignes traversent des pays marécageux et dans lesquels cette maladie est endémique. Cependant il n'en est rien, et on peut voir sur le tableau suivant que non-seulement les lignes nouvelles n'ont pas été plus maltraitées que les anciennes, mais même que la seule où il y ait une augmentation, bien légère, il est vrai, est une des plus anciennement construites (d'Orléans à Tours, le Mans et Poitiers).

	1861	1862	1863	1864
1° D'Orléans à Saincaize..	120	61	56	37
2° De Tours à Saint-Nazaire.	174	204	148	96
3° De Savenay à Lorient..	»	14	59	55
Do Lorient à Châteaulin.	»	»		
D'Auray à Napoléonville.	»	»	»	
4° De Moulins à Montluçon..	52	74	73	70
De Montluçon à Bourges..	»			
De Montluçon à Saint-Sulpice-Lautières.	»	»	»	1
5° D'Orléans à Tours, Le Mans et Poitiers.	116	84	62	93
6° De Poitiers à Bordeaux, La Rochelle et Rochefort.	145	127	93	59
7° De Vierzon à Périgueux..	115	117	90	74
8° De Périgueux à Coutras et Capdenac.	23	26	36	26
Id. à Agen	»	»		24
9° De Montauban à Rodez.	48	26	22	14
Dé Lexos à Toulouse	»	»	»	1
10° De Paris à Orléans, à Sceaux et Orsay (1).	31	18	22	17
TOTAL.	824	751	661	567

(1) En 1861 et 1862 cette dernière section comprenait, en outre, le tronçon de Juvisy à Corbeil.

Puisque ni le climat ni les changements survenus naturellement dans l'état du sol ne nous expliquent pourquoi et comment les fièvres intermittentes ont diminué, il nous faut bien chercher une autre raison de ce fait, dont l'évidence ne peut être niée. Cette explication, ainsi que j'ai déjà eu l'honneur de le dire précédemment, je la trouve très-manifeste dans un ensemble de mesures raisonnées qui ont été adoptées et méthodiquement employées par la Compagnie pour arriver à ce but ardemment désiré.

Au premier rang de ces mesures viennent certainement les travaux d'assainissement exécutés sur divers points de la ligne ; mais ces travaux ont été bornés à certaines localités plus maltraitées que les autres et l'amélioration a été générale. Nous devons donc, tout en tenant compte de cette première cause, en trouver une autre, et si minime que l'on veuille faire la part de cette dernière, on ne saurait, quoi que l'on fasse, la supprimer tout à fait, car son action bienfaisante a été étendue à tout le personnel actif de la Compagnie.

Cette cause, dont l'efficacité a été rendue évidente par les observations que tous les médecins de la Compagnie ont recueillies sur les divers points du réseau, c'est l'usage de la boisson à la gentiane, qui sert à désaltérer tous nos hommes pendant la saison chaude.

Cette boisson est non-seulement tonique et dépurative, mais elle a bien certainement des propriétés fébrifuges qui en font un précieux préservatif.

Certes ces propriétés de la gentiane et celles de l'alcool ou du rhum qui, avec elle, forment la base de la boisson distribuée aux ouvriers de la Compagnie, étaient connues avant nous et nous ne prétendons pas les avoir découvertes, — pas plus que nous n'avons inventé l'action bienfaisante du desséchement des marécages; — mais il y a dans l'emploi simultané de ces deux moyens, fait sur une grande échelle par les soins de la Compagnie, une heureuse application à l'hygiène publique des connaissances empruntées à la science médicale. Et comme, en définitive, l'hygiène n'est pas une science qui invente, mais une science qui applique, nous pensons que la Compagnie a fait quelque chose de bon et d'utile, non-seulement pour elle-même, mais pour l'humanité en prenant l'initiative d'une telle application qui a pour résultat manifeste de sauvegarder la santé et par conséquent la vie d'un très-grand nombre d'individus.

II. Ce n'est pas seulement comme préservatif de la fièvre intermittente que la boisson dont il vient d'être parlé a eu d'heureux effets. Grâce à elle, nous avons vu diminuer aussi le nombre des cas de dysenterie et des autres affections intestinales, qui, à certaines époques de l'année, se présentent en si grande abondance dans toutes les classes de la population et principalement parmi les ouvriers occupés à de rudes travaux qui font abus de fruits ou se désaltèrent soit avec de l'eau pure, soit avec des boissons plus ou moins insalubres. Notre boisson à la gentiane a l'avantage de désaltérer parfaitement ; son amertume empêche qu'il en soit bu des quantités trop considérables à la fois, elle laisse dans la bouche une sensation de fraîcheur qui s'oppose au trop prompt retour de la soif, et il est certain qu'elle a pour effet, sinon de guérir, au moins de prévenir la diarrhée et les autres dérangements intestinaux.

Là encore les chiffres parleront plus éloquemment que nous ne pourrions le faire nous-mêmes.

ANNÉES	EFFECTIF du PERSONNEL de la COMPAGNIE	NOMBRE TOTAL des MALADES	NOMBRE des cas de DYSENTERIE	NOMBRE des cas DE MALADIES des VOIES DIGESTIVES	OBSERVATIONS
1858	10.000	6.847	1.321		»
1859	12.497	10.321	664	2.218	Épidémie de dysenterie.
1860	12.571	7.774	93	1.292	Jusqu'alors la boisson à la gentiane est distribuée aux agents de la voie seulement.
1861	13.650	8.552	176	1.613	
1862	15.035	8.970	135	1.630	
1863	17.961	9.670	155	2.062	La boisson à la gentiane est donnée aux hommes d'équipe de la gare de Paris, et aux agents de la voie seulement.
1864	19.767	10.672	113	1.986	La boisson à la gentiane est distribuée à tout le personnel.

Pour les maladies dont il est question dans le tableau précédent, l'amélioration ressort du rapprochement du nombre des malades et de celui des agents qui forment l'effectif du personnel, et tout en étant moins saisissante que celle qui a été constatée à propos des fièvres intermittentes, elle est tout aussi incontestable. On ne peut pour l'expliquer invoquer, comme on l'a fait à propos des fièvres intermittentes, l'assainissement naturel de la voie par suite du tassement ou du desséchement des terres déplacées pendant les travaux, et il faut bien l'attribuer à une autre influence, laquelle ne peut être que celle de la boisson dont nous venons de parler.

III. Pour en terminer avec cette boisson, je dois vous entretenir de certaines difficultés qui se sont élevées lorsqu'il s'est agi d'en étendre l'usage à tout le personnel de la Compagnie.

Les hommes étaient, dans les gares et surtout dans les bureaux, habitués à recevoir une boisson composée de rhum, de café et d'un peu de cassonade ; ils la trouvaient agréable au goût, et ils la buvaient avec plaisir, même en mangeant. Il y avait là non pas des avantages, mais des agréments qu'ils ne retrouvaient pas dans la boisson à la gentiane et quelques-uns se sont récriés contre son amertume en réclamant leur ancienne boisson.

Avant de vous proposer le changement que vous avez adopté, j'avais suivi des expériences instituées pendant plusieurs années, d'abord sur un arrondissement de la voie, puis sur tout le personnel de ce service, enfin, et tout à fait sous mes yeux, sur le personnel de la gare de Paris. J'avais vu les hommes s'habituer facilement à la très-légère amertume de la gentiane et finir par trouver cette boisson plus agréable que celle au café, si bien que les employés des bureaux et que les ouvriers du petit entretien délaissaient leur boisson au café pour venir puiser à la fontaine des hommes d'équipe, et j'étais convaincu que les plaintes qui nous arrivaient étaient aussi rares qu'elles étaient bruyantes. J'ai dû cependant en tenir compte et j'ai prié MM. les médecins de la Compagnie de vérifier par eux-mêmes ce que ces plaintes avaient de fondé : à cette occasion, je leur ai adressé la circulaire que voici :

Paris, le 5 Août 1864.

Mon Cher Confrère,

J'apprends que dans certaines gares les hommes se plaignent de l'amertume excessive de la boisson à la gentiane qui leur est distribuée. Je sais que cette boisson n'est pas très-populaire et que son emploi a trouvé de l'opposition, même parmi les chefs de gare qui seraient peut-être satisfaits de la voir supprimer ; mais cette opposition irréfléchie ne doit pas nous empêcher de faire prévaloir ce que nous jugeons bon et utile. Or, l'expérience continuée, pendant plusieurs années parmi les hommes de la voie, pendant un an parmi ceux de la gare de Paris, a démontré les avantages de cette boisson, et c'est à nous de veiller à ce que le caprice ou la fantaisie ne la fasse pas abandonner pour la remplacer par quelque chose de moins bon au point de vue de l'hygiène.

L'Instruction 2686, dont je vous ai adressé un exemplaire, fixe la composition de cette boisson.

Mais il se peut faire que la teinture de gentiane préparée dans diverses officines soit plus ou moins concentrée, et que, par conséquent, il faille en diminuer ou en augmenter la dose, suivant les cas, de façon à donner au mélange l'amertume juste suffisante pour constituer une boisson qui n'ait rien de désagréable au goût.

Veuillez donc vous faire renseigner dans les diverses gares et stations de votre circonscription sur la manière dont est opéré le mélange ; goûtez-le vous-même et donnez les indications nécessaires pour qu'il soit préparé convenablement. Si vous jugez utile de faire diminuer la proportion de la teinture de gentiane, vous recommanderez de la remplacer par une quantité égale de rhum ou de tafia, afin que la force alcoolique de la boisson ne soit pas diminuée. J'ai la certitude que, du moment que la boisson sera préparée de manière à n'avoir qu'une amertume analogue à celle de la bière, tout en renfermant la proportion d'alcool indiquée, elle sera facilement acceptée par tout le personnel.

Veuillez, je vous prie, en m'accusant réception de la présente circulaire, me faire connaître les résultats de vos observations sur les diverses gares et stations comprises dans votre circonscription.

Agréez, etc.

Le résultat de cette enquête fut des plus satisfaisants, et il nous démontra, ce qui n'a rien d'étonnant, que ceux qui criaient le plus contre l'amertume de notre nouvelle boisson étaient justement ceux qui *systématiquement* ne l'avaient jamais goûtée. Grâce aux conseils de mes confrères, l'amertume fut un peu diminuée là où en effet elle était excessive, et dans les tournées que je fis postérieurement, je pus m'assurer que les hommes étaient généralement satisfaits lorsqu'elle était préparée avec les précautions que j'avais indiquées.

La dose la plus convenable est de 3 litres 1/2 de rhum ou de tafia et de 1/2 litre de teinture de gentiane pour 120 litres d'eau environ ; soit pour 30 litres d'eau un litre d'un mélange contenant 7/8 de rhum ou de tafia et 1/8 de teinture de gentiane. Le rhum ou le tafia doivent être préférés à l'eau-de-vie, parce que, si communs qu'on les suppose, ils sont toujours le produit d'une distillation spéciale, tandis que les eaux-de-vie ordinaires ne sont autre chose que de l'alcool de grain coloré et coupé. Puis le rhum a un goût spécial qui se marie avantageusement avec celui de la gentiane et en masque jusqu'à un certain point l'amertume.

Tout en désirant que cette amertume soit diminuée ou masquée, je suis loin de vouloir qu'elle soit supprimée tout à fait. Elle est indispensable pour que les hommes ne boivent pas au delà de ce qui est nécessaire pour étancher leur soif et n'ingèrent pas des quantités excessives de liquide, comme je le leur ai souvent vu faire lorsqu'on leur donnait la boisson au café.

C'est surtout lorsqu'on donne aux ouvriers le mélange alcoolique pur, comme cela se fait pour les agents de la voie (gardes et poseurs), qu'il importe de donner à ce mélange un degré d'amertume suffisant, car, sans cela, il sera souvent consommé sans avoir été étendu d'eau, et le but que se propose la Compagnie en le faisant distribuer n'aura pas été rempli. Il ne s'agit pas là d'une simple hypothèse, mais d'un fait qui s'est réalisé trop souvent lorsque les personnes chargées de faire le mélange cédaient aux obsessions des intéressés, et se laissaient trop facilement aller à diminuer la proportion de la teinture de gentiane.

J'insiste donc de toutes mes forces pour que cette proportion soit telle que le mélange alcoolique ait une amertume qui ne permette jamais de le boire pur et n'en fasse une boisson tolérable qu'après l'addition de 25 ou 30 parties d'eau. Il est surtout indispensable qu'il en soit ainsi pour les agents qui emportent avec eux une provision de mélange alcoolique destinée à leur durer plusieurs jours, et qu'ils auront à étendre eux-mêmes d'eau suivant leurs besoins. Lorsqu'au contraire on leur donnera la boisson toute faite, il y aura moins d'inconvénients à en diminuer un peu l'amertume puisqu'on aura veillé à ce que le mélange alcoolique soit délayé dans la quantité d'eau voulue.

PERSONNEL MÉDICAL

L'ouverture de plusieurs lignes nouvelles dont il a fallu organiser le service médical a nécessité la nomination de plusieurs médecins. Il a été de plus pourvu à deux vacances causées : l'une par la mort de M. le docteur Felletin de Saint-Sulpice (Gironde), qui a succombé très-peu de jours après avoir été nommé médecin de la Compagnie, et alors que nous n'avions pas encore eu le temps d'apprécier les excellentes qualités qui le distinguaient et qui avaient fixé sur lui le choix du Conseil; l'autre par suite de la retraite d'un de nos plus honorables et de nos plus distingués confrères, que les exigences de fonctions administratives fort importantes ont éloigné de nous, mais qui nous est resté attaché de cœur et d'affection et qui, en cas de besoin, serait toujours prêt à mettre son dévouement au service de la Compagnie.

Dans ce nombreux personnel médical qui comprend maintenant 103 médecins, chacun a rivalisé de zèle et d'ardeur pour répondre à la confiance dont le Conseil l'a honoré, et je ne puis que me féliciter du dévouement avec lequel tous mes confrères remplissent leur devoir.

Grâce à leur affectueux attachement, — dont je trouve la preuve dans leur empressement à me transmettre tous les renseignements qui intéressent la santé de nos agents, ainsi que dans leur sollicitude à m'aplanir, autant qu'ils le peuvent, certaines difficultés du service, — la tâche toujours laborieuse et souvent délicate qui m'incombe se trouve parfois considérablement allégée, et il est de mon devoir de leur en exprimer ma gratitude.

Je ne suis du reste pas seul à me louer de leur zèle et de leur dévouement. Aux témoignages des employés de la Compagnie et de leurs familles que je recueille chaque année, les rares accidents que nous avons eu à regretter m'ont permis de joindre ceux des quelques voyageurs qui ont été blessés et qui m'ont remercié avec effusion des attentions et des soins dont ils ont été entourés. Mais ce n'est pas tout, et au-dessus de tous ces témoignages, il est venu s'en placer un bien plus précieux encore pour nous tous, c'est le vôtre, Monsieur le Directeur, et mes confrères qui en ont reçu la flatteuse expression la dernière fois que je les ai réunis à Paris ne me pardonneraient pas si j'oubliais de la leur rappeler.

Veuillez agréer, Monsieur le Directeur, l'expression de mes sentiments entièrement dévoués.

LE MÉDECIN PRINCIPAL CHEF DU SERVICE DE SANTÉ,

Dr T. GALLARD.

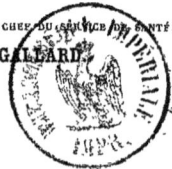

Paris, 31 Mars 1864.

Imp. Poitevin, rue Damiette, 2 et 4.

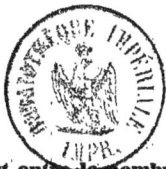

TABLEAU I

Rapport entre le nombre total des Agents de chaque service, le nombre des malades et le nombre des morts

	NOMBRE D'AGENTS	NOMBRE de MALADES	MORTS			PROPORTION p. 0/0		
			par maladie	par accidents	TOTAL	des malades au nombre total des Agents	des morts par maladie au nombre des Malades	de la totalite des morts au nombre total des Agents
Employés des bureaux.	2037	778	5	»	5	38.19	0.64	0.24
— du service actif	1431	507	6	»	6	35.43	1.18	0.42
Conducteurs, Gardes-freins, Graisseurs, etc	997	739	3	5	8	74.11	0.41	0.80
Facteurs, Garçons de magasin.	909	511	1	»	1	56.22	0.19	0.11
Hommes d'équipe.	2848	2378	6	6	12	83.50	0.25	0.42
Camionneurs et Cochers	222	213	»	»	».	95.95	»	»
Poseurs et Terrassiers.	4639	1587	3	1	4	34.21	0.19	0.09
Aiguilleurs, Gardes-barrières, etc.	3097	1854	12	6	18	59.86	0.64	0.58
Mécaniciens et Chauffeurs	915	648	4	2	6	70.82	0.62	0.65
Ouvriers de l'entretien.	983	648	4	2	6	65.92	0.62	0.61
— des ateliers	1689	810	13	»	13	47.96	1.60	0.77
TOTAUX ET MOYENNES.	19767	10673	57	22	79	53.98	0.53	0.39

TABLEAU II

État sanitaire du personnel de la Compagnie pendant l'Exercice 1864

DÉSIGNATION des MALADIES	NOMBRE DE MALADES PAR TRIMESTRE				RÉPARTITION DES								MALADES				TOTAL des jours d'absence des malades	MOYENNE des absences par malade	Nombre de morts	FONCTIONS des EMPLOYÉS MORTS	OBSERVATIONS
	1er	2e	3e	4e	Employés du service actif	Cantonniers, gardes-freins et poinçons et autres	Facteurs	Hommes d'équipe et chauffeurs	Cantonniers et terrassiers	Facteurs et terrassiers	Garde-barrière, graisseurs, appointés	Mécaniciens et chauffeurs	Ouvriers et répartition	Ouvriers des métiers	Voyageurs	Autres personnes	TOTAL					
Angines et bronchites	746	343	361	425	176	190	132	114	306	96	202	398	99	134	135	»	»	1792	7830	4.36	10	3 Gardes. — 1 Ouvriers. — 1 Chauffeurs. — 1 Conducteurs. — 1 Employé de service actif. — 1 Poseur.	Les récidives sont comptées comme autant de maladies nouvelles.
Pneumonies et pleurésies	78	49	45	39	13	13	11	11	27	9	41	32	17	14	25	»	»	206	3049	14.80	10	5 Ouvriers. — 4 Employés de service. — 3 Employés de service actif. — 1 Graisseur. — 1 Mécanicien. — 3 Aides médecine-barrière.	
Tubercules pulmonaires	21	21	25	27	16	9	3	2	3	»	2	16	6	14	24	»	»	95	2246	23.64	20	1 Aiguilleur. — 1 Homme d'équipe.	
Dyspepsie et diarrhée	190	223	370	196	111	41	61	56	199	15	122	136	55	68	91	»	»	988	3296	3.35	»		La section de Luxos à Toulouse et Albi a été ouverte le 24 octobre 1864.
Dyssenterie	13	26	69	21	10	4	5	6	34	1	19	21	7	5	1	»	»	113	895	7.92	»		
Affections des voies digestives	184	203	287	187	88	45	62	37	218	26	111	165	62	41	99	»	»	585	4689	5.29	»	1 Employé de bureau. — 1 Aide garde-barrière.	La section de Saint-Sulpice-Laurière à Busséau-d'Ahun a été ouverte le 21 novembre 1865.
Hernies	4	8	11	6	2	»	1	1	6	1	5	3	8	3	6	»	»	29	97	3.34	2	1 Homme d'équipe. — 1 Ouvriers. — 1 Employé de service actif.	
Maladies du cœur	12	11	9	12	7	6	3	3	»	2	2	17	»	4	4	»	»	44	607	13.79	6	1 Surveillant. — 1 Graisseur. — 1 Homme d'équipe.	
— des artères et des veines	15	17	23	8	6	6	»	»	12	1	6	14	»	3	11	»	»	63	548	8.01	3	2 Employés de service public. — 1 Aiguilleurs. — 1 Ouvrier. — 1 Garde-barrière.	
— du système nerveux	98	91	78	71	43	10	31	67	45	9	41	88	19	23	93	2	»	338	2047	7.49	4	1 Employé du service publ. — 1 Aiguilleur. — 1 Ouvrier. — 1 Garde-barrière.	
— de la peau	73	69	64	55	28	19	25	18	55	»	33	79	23	13	44	»	»	253	1071	4.07	»		La section de Busséau-d'Ahun à Montluçon et Fouraux a été ouverte le 29 décembre 1864.
— organiques, cancer, etc.	1	4	1	1	»	»	»	»	»	»	»	2	2	1	1	»	»	7	353	50.28	1	1 Garde-barrière.	
Maladies des organes génito-urinaires — Reins et vessie	13	11	11	10	6	5	2	1	2	1	12	7	2	1	4	»	»	45	536	11.88	1	1 Poseur.	
— Organes masculins	21	12	15	17	8	5	2	4	1	»	4	11	7	12	9	»	»	64	688	10.75	»		
— féminins	49	31	32	29	»	»	»	»	»	»	»	41	»	»	»	»	»	141	1374	9.74	1	1 Aide garde-barrière.	
Maladies des yeux	66	81	88	87	23	16	29	11	45	9	39	82	26	16	13	»	»	262	1473	5.61	»		La section de Quimper à Châteaulin a été ouverte le 12 décembre 1864.
Phlegmons et abcès	261	183	210	238	53	39	70	86	199	12	156	124	51	50	89	»	»	878	6539	7.42	1	1 Employé en bureau.	
Rhumatismes	204	160	178	170	49	27	45	38	136	11	137	134	33	34	52	»	»	712	5482	7.69	1	1 Veilleur.	
Courbatures et fatigues	222	223	249	182	43	35	76	45	289	29	140	130	56	32	91	»	»	845	5488	6.94	»		La section d'Auray à Napoléonville a été ouverte le 12 décembre 1864.
Blessures — Légères	457	409	470	552	34	38	140	69	643	74	272	114	112	140	182	96	17	1628	11753	7.15	»	3 Aiguilleurs. — 3 Hommes d'équipe. — 6 Chauffeurs. — 1 Cantonniers. 1 Graisseur. — 1 Veilleur. — 3 Gardes. — 1 Poseur. — 1 Laveur. 3 Écrasmés à la Compagnie. (Voir au tableau V.)	
— Graves	42	31	41	53	2	5	6	3	45	6	24	20	8	12	19	2	»	107	4023	26.12	20		
Fractures et Luxations	32	43	18	22	3	5	4	»	1	»	17	7	9	8	3	1	»	90	1634	18.78	2	1 Homme d'équipe.	
Fièvres — Continues et typhoïdes	51	56	61	45	21	10	7	15	33	2	38	40	8	5	5	»	»	3275	16.79		3	1 Homme d'équipe. — 1 Aiguilleur. — 1 Employé de bureau.	
— Éruptives	39	32	98	25	11	4	11	7	86	5	12	19	13	16	6	»	»	124	2384	19.39	4	1 Poseur. — 1 Poseur. — 1 Laveur. — 1 Ouvrier.	
— Intermittentes	92	155	216	103	18	26	13	40	62	2	151	193	23	25	14	»	»	567	2850	5.09	»	1 Ouvrier de l'entretien (suite)	
Morts violentes en dehors du service	»	»	1	»	»	»	»	»	»	»	»	»	»	»	»	»	»	»	»	»	»		
RÉCAPITULATION	2947	2665	2794	2528	778	507	739	514	2278	212	1987	1954	648	648	819	34	27	10734	73554	6.79	89		

TABLEAU III

**Comparaison entre le nombre des malades et la durée des maladies
pendant les deux Exercices 1863 et 1864**

1863. — Nombre total.	9,713	
Individus étrangers à la Compagnie.	43	
Nombre des Agents de la Compagnie.	9,670	ci. 9,670
1864. — Nombre total.	10,734	
Individus étrangers à la Compagnie.	61	
Nombre des Agents de la Compagnie.	10,673	

Malades provenant des lignes nouvelles, ou qui ne figuraient pas dans le relevé précédent :

Quimper à Chateaulin.	10	
Auray à Napoléonville	»	
Lexos à Toulouse	32	
Montluçon à Laurières	8	
Périgueux à Agen, ayant donné en 1864 (année entière) . . . 289 malades		
D° D° en 1863 (5 mois seulement) 115 —		
Excédant.	174	
Lorient à Quimper, ayant donné en 1864 (année entière) . . 127 malades		
D° D° en 1863 (4 mois seulement) 24 —		
Excédant.	103	
Augmentation.	327	
Nombre comparable.	10,346	ci. 10,346
Augmentation réelle pour 1864.		676

	NOMBRE de MALADES	NOMBRE de Jours d'abstention de travail	MOYENNE
1863.	9,670	65,709	6j··79
1864.	10,673	72,531	6j··79
Différence pour 1864.	+ 1,003	+ 6,822	0 0

TABLEAU IV

Comparaison de la mortalité du personnel de la Compagnie et de la mortalité dans Paris des individus âgés de 20 à 55 ans

POPULATION DE PARIS	MORTALITÉ
—	—
Moyenne des 4 années	Moyenne pour les individus
1851 — 1852 — 1856 — 1858	âgés de 20 à 55 ans
1,063,277 habitants	9,892

Sur 1,000,000 d'habitants, il y a 465,826 individus âgés de 20 à 55 ans;

la mortalité est de 9,303; soit : 19,9 pour mille

COMPARAISON DE 6 ANNÉES CONSÉCUTIVES

	PARIS					PERSONNEL DE LA COMPAGNIE		
ANNÉES	POPULATION	INDIVIDUS de 20 à 55 ans	MORTALITÉ de 20 à 55 ans	PROPORTION pour mille	ANNÉES	NOMBRES d'Agents	MORTALITÉ	PROPORTION pour mille
1858	1,130,488	526,670	10,840	20.6	1858	9,000	55	6.1
1859	1,130,488	526,670	10,972	20.8	1859	12,497	75	6.0
1860	1,696,141	790,195	13,102	16.6	1860	12,571	56	4.5
1861	1,696,141	790,195	14,150	17.9	1861	13,650	67	4.9
1862	1,696,141	790,195	13,911	17.6	1862	15,035	83	5.6
1863	1,696,141	790,195	14,334	18.1	1863	17,961	101	5.6
1864	»	»	»	»	1864	19,767	80 (1)	4.0

(1) Y compris 1 mort violente en dehors du service (1 noyé) qui ne figure pas sur le Tableau I.

TABLEAU V

Mortalité par suite d'accidents et blessures sur le chemin de fer en 1864

			NOMBRE
1° AGENTS DE LA COMPAGNIE			
15 Tués sur le coup . . .	3 Tués sur des trains en marche. . . .	2 Conducteurs ou Gardes-freins .	2
		1 Homme d'équipe.	1
	12 Tués sur la voie, par des trains en marche ou dans les manœuvres de gare.	3 Hommes d'équipe	3
		4 Gardes	4
		2 Conducteurs ou Gardes-freins .	2
		1 Graisseur	1
		1 Chauffeur	1
		1 Aiguilleur.	1
7 Morts des suites de leurs blessures.		2 Hommes d'équipe	2
		1 Aiguilleur . . . . . . : . . .	1
		1 Chauffeur	1
		1 Poseur	1
		2 Laveurs	2
2° INDIVIDUS ÉTRANGERS A LA COMPAGNIE			
4 Agents d'entrepreneurs travaillant pour le compte de la Compagnie. .		1 Conducteur (à Capdenac) . . .	1
		3 Ouvriers (1 à Coutras, 1 à Limoges, 1 à Orléans)	3
4 Personnes renversées par des trains en marche.		1 Imprudent (à Nantes).	1
		2 Sourds (à Meung et à Nantes) .	2
		1 Suicide (à Mer)	1
1 Voyageur (jeune soldat) est tombé sous les roues d'un train en marche dans lequel il voulait monter.			1
		TOTAL	31

TABLEAU VI

VOYAGEURS BLESSÉS

NOMBRE de Voyageurs transportés en 1864   8,381,748

	1 à Niort	1
	1 à Chalais	1
6 se sont blessés plus ou moins gravement en sautant de trains en marche (l'un d'eux est mort à La Roche-Chalais)	1 à Drefféac	1
	1 à Landévant	1
	1 à Villefranche (Aveyron) . . .	1
	1 à La Roche-Chalais	1
1 s'est blessé légèrement en descendant trop précipitamment d'un Train arrêté (Choisy)		1
14 ont été blessés légèrement par suite d'accidents survenus à des trains en marche	5 à Bordeaux	5
	4 à Laurières	4
	2 à Limoges	2
	3 à Saint-Sulpice-Laurières . . .	3
3 se sont blessés légèrement eux-mêmes par suite de chute ou faux pas dans les gares		3

TOTAL   24

6 employés des Postes ont été légèrement blessés à l'accident de Laurières   6

TOTAL   30

DE PLUS :

2 voyageurs sont morts de mort subite et naturelle dans des gares.

TABLEAU VII

Accidents et blessures produits par les voitures traînées par des chevaux

NOTA : Les chiffres consignés dans ce tableau sont nécessairement très-incomplets, c'est pourquoi nous n'en n'avons pas tenu compte dans notre relevé général. Nous ne les donnons ici qu'à titre de renseignements, pour permettre de comparer approximativement les accidents de cette nature avec ceux qui arrivent sur le chemin de fer.

1° VOYAGEURS

8 ont été contusionnés dans des voitures de correspondance qui ont versé en route. . . . .
- 6 à Champtocé   6
- 2 à Épinay.   2

2° AGENTS DE LA COMPAGNIE

15 ont été blessés en service. . . . .
- 2 ont été mordus   2
- 3 ont eu le pied écrasé.   3
- 1 a été renversé par un omnibus . .   1
- 6 ont reçu des coups de pied . . .   6
- 3 sont tombés de leur siége (1 ivre). .   3

1 blessé hors service (il est tombé du haut d'un omnibus dans Paris).   1

3° AUTRES PERSONNES

2 cochers de voitures de correspondance ont été contusionnés. . .
- 1 à Épinay.   1
- 1 à Champtocé   1

1 individu a eu le pied écrasé en montant sur un camion dans Paris.   1

1 a reçu un coup de pied de cheval dans une gare.   1

8 ont été renversés par les omnibus ou les chevaux de la Compagnie dans les rues de Paris   8

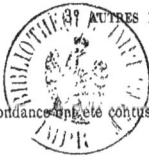

www.ingramcontent.com/pod-product-compliance
Lightning Source LLC
Chambersburg PA
CBHW060539200326

41520CB00017B/5302